OBSERVATIONS

DE MALADIES

DE LA MOELLE ÉPINIÈRE

TRAITÉES PAR LES

BOUES THERMO-MINÉRALES SULFUREUSES

DE

SAINT-AMAND (Nord),

RECUEILLIES

PAR D. CHARPENTIER

Docteur en Médecine,

Membre titulaire de la Société de Médecine de Paris,

Correspondant de l'Académie Impériale de Médecine, de celle des Sciences médicales et naturelles de Bruxelles,

et d'autres Sociétés savantes, nationales et étrangères, ancien médecin-inspecteur des Thermes de Saint-Amand.

PARIS

IMPRIMÉ CHEZ BONAVENTURE ET DUCESSOIS

55, QUAI DES AUGUSTINS.

1857

BOUES

THERMO-MINÉRALES SULFUREUSES

DE

SAINT-AMAND

(NORD)[1].

OBSERVATIONS

DE

MALADIES DE LA MOELLE ÉPINIÈRE

Parmi les nombreux malades qui se rendent chaque année aux Thermes de Saint-Amand, la plupart pour des affections graves des articulations, suite de goutte, de rhumatisme ou de violence extérieure, il en est toujours qui, atteints de maladies de la moelle épinière, quittent le plus souvent cet établissement ou guéris, ou dans un état très-prononcé d'amélioration.

Malheureusement ces faits restaient dans l'oubli; les observations recueillies étaient par trop incomplètes pour être publiées, et la grande généralité des praticiens ignorait qu'ils eussent dans les moyens de traitement que contient cet établissement de puissantes ressources contre une affection qui résiste presque toujours aux moyens ordinaires de la médecine.

Depuis deux ans cette maladie ayant plus particuliè-

[1] L'établissement qui les renferme est ouvert jusqu'à la fin de novembre. Tout y est disposé pour que les malades soient dans les conditions les plus favorables au succès de leur traitement, même pendant les temps froids et humides de l'automne.

rement fixé mon attention, j'ai recueilli un certain nombre de faits sur l'authenticité desquels on ne peut élever aucun doute, et qui démontrent combien est grande l'action des boues, principal agent thérapeutique de ces thermes.

Inflammation combinée de la moelle épinière et de ses enveloppes. Refroidissement ; douleurs très-aiguës à l'épaule gauche, s'étendant bientôt à tout le tronc. Après quelques jours, engourdissement avec sensation de froid dans les extrémités inférieures, diminution de la sensibilité tactile dans ces parties, puis anesthésie complète, tandis que la sensibilité est tellement exaltée au dos que la moindre pression y excite les plus vives douleurs ; contraction permanente de tous les muscles des parois de l'abdomen et des extrémités pelviennes; difficulté d'uriner ; constipation. Après vingt-neuf bains de boues, amélioration qui se continue jusqu'à parfaite guérison.

M. Baisier, propriétaire à Valenciennes, âgé de 51 ans, d'une bonne constitution, quoique maigre, jouissait d'une bonne santé depuis longtemps, lorsque, le 27 mai 1855, il fut brusquement atteint d'une vive douleur dans l'épaule gauche, après être subitement passé d'un milieu chaud dans un milieu froid et humide. Bientôt cette douleur s'étendit à tout le tronc, surtout en arrière, et deux jours après, il éprouva de l'engourdissement dans les extrémités inférieures, avec sensation de froid, et une grande diminution de la sensibilité tactile de ces parties, tandis qu'elle augmentait considérablement au dos.

Dans les premiers jours de juin, les symptômes s'étaient tellement accrus que l'anesthésie était complète : on enfonçait des épingles assez avant dans la peau, sans provoquer la moindre souffrance ; la surface cutanée au-dessus des dernières vertèbres dorsales était, au contraire, si sensible, que la moindre pression y excitait une très-vive douleur, bien qu'elle n'offrît rien d'anormal à la vue.

En même temps que ces phénomènes morbides se déclaraient, il survenait de la rigidité dans les muscles des parois du bas-ventre et des extrémités abdominales, puis graduellement un spasme tonique des plus pénibles ; la contraction était telle que la jambe, à demi fléchie sur la cuisse, ne pouvait être étendue par plusieurs personnes, quelque effort qu'elles fissent.

Le malade ne pouvait se lever, il était constamment assis dans un fauteuil, sans pouvoir y appuyer le dos, à cause de la douleur que la moindre pression y occasionnait. Les urines étaient rares, rendues avec difficulté ; il y avait une constipation opiniâtre.

Les fonctions des sens et de l'entendement n'offraient rien de particulier ; la respiration, la circulation se faisaient régulièrement : il n'y avait pas de fièvre.

Les saignées, les vésicatoires, les douches, des frictions de toute nature, des purgatifs drastiques furent employés sans le moindre succès.

Un mois environ après le début de la maladie, plusieurs phlegmons se développèrent sur le dos ; ils s'ouvrirent naturellement. On entretint le plus longtemps possible la suppuration dans la pensée qu'elle favoriserait la guérison ; mais il n'en fut pas ainsi.

M. Baisier était dans ce fâcheux état depuis deux mois, lorsque M. le docteur Lefebvre l'engagea à aller prendre les bains de boues de Saint-Amand, dont il pouvait d'autant mieux apprécier les effets, en pareil cas, qu'il avait été médecin inspecteur de cet établissement pendant plusieurs années. Le malade y fut transporté le 8 juillet, présentant exactement l'état indiqué plus haut, et commença de suite son traitement, qui consista dans l'emploi des douches sur la région lombaire, dans des bains de boue d'une durée de cinq à six heures, et dans l'usage de l'eau sulfureuse en boisson, dont il prenait douze à quinze verres par jour.

Pendant un mois, la situation du malade resta la même; mais après le vingt-neuvième bain de boue, il put faire mouvoir le gros orteil du pied droit. Quelques jours après, les mouvements volontaires s'étendirent à tous les orteils, puis successivement à la jambe, à la cuisse, enfin aux parois de l'abdomen.

En même temps que la lésion de la motilité se dissipait, la sensibilité de ces parties, qui avait éprouvé une si profonde atteinte, revenait; la constipation cessait et la vessie reprenait ses fonctions; cette amélioration se continua après la sortie du malade de l'établissement, jusqu'au parfait rétablissement de sa santé, qui s'est maintenu jusqu'à ce jour.

Ce fait nous paraît offrir un grand intérêt. Le plus souvent les affections de la moelle épinière qui ne se rattachent pas à quelque violence extérieure se développent sous l'influence de causes qui nous échappent; ici la cause de la maladie est évidente : c'est bien une inflammation de nature rhumatismale qui l'a produite, en se fixant sur les ligaments articulaires des vertèbres dorsales, et s'étendant de là aux méninges rachidiennes de cette partie ; plus bas, elle intéressait les faisceaux nerveux de la moelle : c'est ce qui nous paraît démontré par les symptômes qui ont caractérisé cette maladie ; en effet, la vive douleur qui existait dans tout le trajet des vertèbres dorsales indiquait une inflammation de l'arachnoïde spinale, sans lésion de la moelle, puisque les muscles inspirateurs faisaient régulièrement leurs fonctions ; tandis que dans la région lombaire, la phlegmasie occupait les deux faisceaux, à en juger par la lésion de la motilité et de la sensibilité de toutes les parties auxquelles se rendent les nerfs de cette région de la moelle épinière.

On ne peut élever aucun doute sur les effets du traitement suivi aux thermes de Saint-Amand. Depuis trois mois tous les autres moyens de traitement avaient complétement échoué; c'est pendant le séjour du malade dans cet établissement, c'est même pendant qu'il était dans la boue que les premiers mouvements volontaires des muscles sont revenus. Cette amélioration s'est continuée après sa sortie : presque constamment il en est ainsi; on voit même assez souvent le mieux ne se déclarer qu'après la cessation du traitement ; c'est ce qui se fait également remarquer dans beaucoup d'autres établissements thermaux.

Myélite lombaire; paralysie complète des extrémités abdominales; trente jours de traitement. Guérison.

Le nommé Félicien Gossart, de Verchin-Maugré, à

deux lieues de Valenciennes, âgé de 25 ans, d'un tempérament lymphatico-sanguin, d'une constitution assez bonne, n'avait pas encore été éprouvé par les maladies. A l'âge de treize ans, c'était un enfant alerte et bien portant. Jouant un jour avec l'un de ses frères, il en reçut un coup entre les deux épaules qui lui occasionna une douleur très-vive, et il dut, dès ce moment, se coucher, ne pouvant tenir une autre position.

Malgré toutes les applications calmantes extérieures, il resta toujours un fond de douleur qui l'obligeait à être soutenu sous les bras pour se transporter partout où il voulait aller.

Après quelque temps, on s'aperçut qu'un mal plus profond existait, et que les corps de quelques vertèbres dorsales étaient malades; effectivement, une légère gibbosité s'ensuivit. Un traitement intérieur fut prescrit, ce qui n'empêcha pas la tumeur rachidienne de prendre de l'accroissement pendant trois mois, à mesure que l'affaissement des vertèbres s'effectuait; mais peu à peu la santé devint meilleure, le malade put marcher, se livrer à ses occupations de vannier, et dans cet état, il traversa dix ans de la vie sans que sa santé s'altérât de nouveau.

Au mois de février 1854, il travaillait, assis sur des carreaux très-humides, par un temps froid, lorsqu'il ressentit de l'engourdissement dans les extrémités abdominales et de la difficulté à marcher. Un traitement bien dirigé par le docteur d'Haussy ne put rien changer à son nouvel état : la chaleur de l'été parut seulement rendre quelques mouvements à ses membres; mais en février 1855, il fut atteint d'une pleuro-pneumonie, et sous cette influence fâcheuse, la paralysie se dessina complétement, malgré bien des traitements employés pour la combattre.

Le 28 juillet 1855, le malade fut envoyé aux thermes de Saint-Amand, présentant pour principaux symptômes une paraplégie complète, avec de fréquentes et douloureuses contractures des muscles des extrémités inférieures, une difficulté très-grande d'uriner et une opiniâtre constipation.

Chaque jour, on le douche, puis on le porte dans les boues, où il reste six heures consécutives; une bonne alimentation accompagne ce traitement.

Après six bains, une amélioration sensible se déclare; au vingtième, il se rendait seul à la boue; au vingt-cinquième, il y avait une amélioration complète, qui s'est traduite peu de temps après par une parfaite guérison[1].

On pourrait mettre en doute l'exactitude de ce fait, s'il n'était attesté par deux honorables confrères, et si un grand nombre de malades, traités en même temps que Gossart, n'en avaient été témoins. Je l'ai vu, il y a peu de jours; il est en parfaite santé, sa marche est très-régulière et il peut faire, malgré une gibbosité considérable, 20 à 25 kilomètres par jour sans être fatigué. Ce qui surprend surtout dans ce cas, c'est moins la guérison que la promptitude avec laquelle elle s'est opérée. Au reste, les observations suivantes viendront, en quel-

[1] Observation communiquée par le Dr Marbottin, qui, avec le confrère d'Haussy, avait donné des soins à ce malade.

que sorte, confirmer celle-ci. Les accidents produits par l'affection de la moelle épinière n'étaient pas, il est vrai, aussi graves que chez Gossart ; mais ils avaient résisté aux traitements les plus énergiques et les plus prolongés, pour ne céder qu'à celui des thermes de Saint-Amand.

Myélite lombaire succédant à une congestion des méninges rachidiennes. —Engourdissement subit dans les membres abdominaux avec sensation de froid et diminution dans la sensibilité de ces parties; contractions douloureuses des muscles des extrémités inférieures; marche très-irrégulière, difficile.—Moyens de traitements variés sans résultat favorable; très-grande amélioration par les boues.

M. Holters, âgé de trente-huit ans, négociant à Amsterdam, jouissait habituellement d'une bonne santé qu'entretenait une vie régulière; il n'avait jamais eu de maladie qui pût occasionner celle qui fait l'objet de cette observation.

En 1848, il éprouva des pertes considérables d'argent qui furent pour lui une cause de longs et profonds chagrins; c'est à ces peines morales qu'il attribue sa maladie, bien qu'elle ne se soit déclarée que longtemps après.

Le 5 mai 1853, après une nuit passée tranquillement, M. Holters sent, en se réveillant, de l'engourdissement dans les extrémités inférieures, avec sensation de froid et diminution dans la sensibilité de la peau de ces parties; debout, il chancelle, sa marche est mal assurée. Quelques jours après, il éprouve des élancements douloureux le long des parties internes des cuisses et des jambes; bientôt ces symptômes s'aggravent: aux élancements, succèdent des contractions spasmodiques qui le font beaucoup souffrir.

Un mois s'était à peine passé depuis le début de la maladie, que la marche était devenue très-difficile; la coordination des mouvements des membres pelviens n'était plus possible; dès que le pied ne touchait plus le sol, il était rejeté en dehors, sans que la volonté pût le ramener dans une direction convenable; une marche de quelques minutes avec le soutien d'une canne ou d'un bras le fatiguait beaucoup; quand il s'arrêtait, il serait tombé s'il n'eût été soutenu.

Le traitement fut dirigé par MM. les docteurs Rives, médecin ordinaire de M. Holters, et Schmvoigt, professeur de l'école de médecine d'Amsterdam; il consista principalement dans l'application de vésicatoires au bas du rachis, dans des douches et des frictions médicamenteuses sur cette partie; il ne produisit aucun effet avantageux.

En 1854 et 1855, le malade alla inutilement aux bains de mer, et, en 1856, aux bains de Wiesbaden, qui n'eurent pas de meilleurs effets.

Dans le mois d'avril 1857, M. Holters quitta Amsterdam dans l'intention d'aller consulter à Paris pour sa santé. En passant à Bruxelles, le hasard le mit en relation avec le docteur Hubert, qui lui conseilla les boues de Saint-Amand, et il s'y rendit le 28 juin suivant, présentant l'état suivant : marche pénible avec l'appui d'une canne; le pied détaché du sol se porte en dehors, puis est ramené en avant, et forme, en tremblotant, un demi-cercle; il fauche; le corps ne se tient droit qu'avec effort, il se courbe à chaque instant; douleurs dans les muscles des parties internes des cuisses et des jambes, surtout pendant la nuit. Rien de particulier dans les organes splanchniques; la vessie et le rectum font régulièrement leurs fonctions.

Comme pour le malade précédent, le traitement consista dans les douches, les bains de boue et l'eau sulfureuse en boisson.

Dès le neuvième bain, un mieux sensible se déclare : la marche est moins irrégulière. Après le vingtième, l'amélioration est tellement prononcée qu'elle fixe l'attention de tous les malades. Après le trente-deuxième, M. Holters quitte l'établissement dans un état très-satisfaisant, n'ayant plus de douleurs et n'offrant qu'un peu de roideur dans la marche.

Ce fait nous paraît remarquable en ce que l'affection de la moelle épinière s'est déclarée inopinément, sans cause appréciable, car on ne peut admettre, avec le malade, que les chagrins, qu'il avait éprouvés longtemps avant, aient pu la déterminer. S'il y a eu inflammation de la moelle, elle a sans doute été consécutive à une congestion sanguine, affection qu'admettent Ludwig, les deux Franck, Olivier d'Angers, bien qu'elle n'ait pas encore été démontrée par l'anatomie pathologiqne. Il est à observer que les fonctions de la vessie et du rectum n'ont pas été influencés par la maladie, ce qui prouve combien sont variables les effets des lésions de la moelle épinière.

Myélite lombaire traumatique. Marche difficile; incontinence d'urine. Traitement sans succès par les cautères, l'hydrothérapie, l'électricité. Les eaux de Bourbonne, prises pendant six saisons consécutives, produisent chaque année un peu d'amélioration; amélioration plus grande par les boues.

M. L..., propriétaire à Péronne, âgé de soixante-six ans, d'une forte constitution, ayant toujours mené une vie régulière, était en parfaite santé lorsqu'en 1848, une pièce de bois très-pesante lui tomba sur le bas du rachis. Il fut obligé de garder le lit pendant six semaines ne pouvant exécuter aucun mouvement des extrémités inférieures. On le transporta alors à Paris, où il reçut des soins de MM. les docteurs Lhéritier, Chomel et Louis. Sa marche était à cette époque excessivement difficile; il y avait des douleurs dans les jambes, dans les cuisses, et une grande sensation de froid dans les extrémités inférieures, surtout aux pieds, sans diminution cependant bien marquée de la sensibilité de ces parties. On lui fit appliquer huit cautères au bas du rachis, et il prit pendant longtemps des purgatifs drastiques sans le moindre avantage. En 1849, M. L... fit à Bellevue un traitement par l'eau froide, sous la direction de M. le docteur Fleury, et quelque temps après, M. le docteur Duchesne l'électrisa pendant un mois; ces médications furent aussi inutiles que les précédentes. En juin 1849, le malade alla aux eaux de Bourbonne, qui produisirent d'assez bons effets; en les quittant, la marche était plus facile, mais les douleurs des extrémités pelviennes n'étaient pas diminuées. En 1850, 51, 52, 53, M. L... retourna à Bourbonne, et chaque fois, il en obtint les mêmes résultats, c'est-à-dire un peu d'amélioration dans la marche. Il y alla encore en 1854, 55 et 56, mais sans en retirer d'aussi bons effets. En 1854, la vessie fut influencée par la maladie; les urines commencèrent à couler involontairement; les douleurs des extrémités inférieures se faisaient toujours sentir.

Une nièce de M. L..., madame H..., d'Amiens, était allée aux Thermes de Saint-Amand, où l'avait conduite son médecin, M. Josse, pour une affection de la matrice et de ses annexes, qui l'avait tenue pendant quinze années consécutives sur le lit ou sur une chaise longue, dans l'impossibilité où elle était de marcher; le résultat de son traitement fut tel que madame H... marchait sans le secours d'aucun soutien quand elle quitta l'établissement. Cette guérison, l'une des plus belles qui se soit opérée aux Thermes de Saint-Amand, décida M. L... à se soumettre au même traitement, qu'il commença le 29 juin. Voici l'état qu'il présentait alors. Assis, il ne peut se lever sans être aidé; debout, il vacille et tomberait s'il n'était soutenu; avec une canne d'un côté et un bras de l'autre, il marche assez vite, d'une manière assez régulière, mais avec effort; aussi ne peut-il aller que quelques minutes sans se reposer. Il éprouve toujours des douleurs dans les extrémités inférieures; les urines coulent le plus souvent involontairement; pas de constipation, parfois même diarrhée; rien de particulier du côté de la tête et de la poitrine; il y a de l'appétit; les digestions se font bien, point d'amaigrissement; quand le malade est assis, il paraît jouir d'une bonne santé.

Après une quinzaine de jours de traitement par les boues et les douches, il survient un mieux très-prononcé: les douleurs des extrémités cessent, et l'incontinence d'urines diminue, c'est-à-dire que le malade commence à sentir le besoin de les rendre; après un mois, les douleurs ont tout à fait cessé; les urines ne coulent plus qu'avec la volonté de les expulser. Quant à la marche, elle est plus facile, et le malade déclare, sous ce rapport, se trouver dans l'état où il était chaque fois qu'il quittait les eaux de Bourbonne; de sorte qu'il avait obtenu des boues de Saint-Amand les bons effets produits pendant sept années consécutives par ces eaux; et, de plus, la cessation de ses douleurs et de l'incontinence d'urine, symptômes contre lesquels elles avaient été sans efficacité.

Myélite lombaire; semi-paralysie des extrémités inférieures, de la vessie et du rectum. Guérison après vingt-deux jours de traitement.

M. Sauran, mégissier à Paris, âgé de 40 ans, maigre, d'un tempérament éminemment nerveux, était bien portant depuis longtemps, quoique son état l'obligeât à vivre dans une atmosphère humide et froide une grande partie de l'année, quand, dans le mois de mars 1856, il sentit sa jambe gauche s'affaiblir et devenir le siége de légères douleurs; quelque temps après, il traînait le pied avec un grand sentiment de fatigue.

Dans le mois de juin suivant, l'affaiblissement musculaire s'étendit graduellement dans l'extrémité droite, en même temps que celle de la gauche faisait des progrès ; la difficulté de la locomotion devint telle que le malade ne marchait plus qu'à l'aide d'une canne et d'un bras, situation d'autant plus pénible pour lui qu'elle ne lui permettait presque plus de surveiller ses ouvriers.

Dans ce même mois de juin, la sensibilité de la vessie diminua ; ce n'était que lorsqu'elle était très-pleine que le besoin d'uriner se faisait sentir, et il n'était satisfait qu'après les plus grands efforts.

Depuis le commencement de la maladie jusqu'à cette époque, il y avait eu de la constipation ; mais alors les selles étaient devenues liquides, et assez souvent elles étaient rendues involontairement ; il éprouvait de fortes et fréquentes douleurs, sous forme de crampes, dans les extrémités abdominales ; mais il n'y avait aucune lésion de la sensibilité. Il reçut d'abord les soins des docteurs Dumotet et Rousseau, fit usage des bains de vapeur et de barége factices, et refusa de se laisser appliquer sur la région lombaire des moxas que ce dernier confrère lui avait conseillés. M. Raspail fils, qu'il consulta ensuite, lui fit prendre des bains avec le chlorate de soude et l'ammoniaque camphré, sans plus d'avantage : c'est alors que M. Sauran alla aux Thermes de Saint-Amand, d'après les conseils de M. le docteur Bouneau.

A son entrée, le malade est à peu près dans l'état que nous avons décrit plus haut ; l'appétit est bon et les digestions se font bien.

Les bains de boue, les douches, l'eau sulfureuse en boisson, forment son traitement.

Dès les premiers jours, M. Sauran marche mieux et les contractions spasmodiques des muscles des extrémités inférieures disparaissent; le vingtième, il courait sans aucun appui. Le 22e, il quitta précipitamment l'établissement, par suite d'une lettre qu'il reçut, lui annonçant une émeute parmi ses ouvriers; il ne restait d'autres traces de sa maladie qu'un peu de roideur dans la marche. Les fonctions de la vessie et du rectum étaient rétablies.

Myélite traumatique des régions lombaire et cervicale. Paralysie des extrémités pelviennes et thoraciques; contraction permanente des muscles fléchisseurs des doigts et des orteils. *Traitem.* : Cautérisation transcurrente, diminution des principaux symptômes, puis état stationnaire. Emploi des bains de boue; grande amélioration.

M. Brunet, âgé de 28 ans, d'une bonne constitution, habituellement bien portant, chef de fabrique à Wallincourt, arrondissement de Cambrai, fut atteint d'une inflammation gastro-intestinale dans le mois de mai 1856; il se rétablit assez bien de cette maladie; cependant il lui resta dans les extrémités inférieures une faiblesse qui n'existait pas auparavant.

Dans le mois d'août suivant, il tomba sur le dos en descendant dans une cave; il eut des éblouissements, ne perdit pas connaissance, et put se relever seul; mais deux jours après, il y avait une paraplégie complète, et les membres thoraciques étaient également paralysés, à l'exception toutefois des muscles fléchisseurs des doigts; aussi ces parties étaient-elles portées dans la paume des mains. Depuis les genoux jusqu'à la plante des pieds, il y avait presque constamment une sensation de chaleur brûlante qui tourmentait beaucoup le malade. Le cou était le siége d'un gêne douloureuse qui augmentait par la pression sur les apophyses épineuses. La respiration était libre ; la vessie faisait bien ses fonctions, mais il y avait de la constipation.

Il fut tout d'abord traité par les bains froids et des médicaments excitants qui empirèrent beaucoup sa maladie; aux symptômes ci-dessus indiqués, se joignit un engorgement considérable des extrémités inférieures.

Un mois après sa chute, M. Brunet se confia aux soins de MM. les docteurs Hardy, de Cambrai, et Robert, de Ligny (Nord), qui de suite employèrent la cautérisation transcurrente à la hauteur des dernières vertèbres cervicales ; on entretint pendant trois mois la suppuration à laquelle cette opération donna lieu.

Ce traitement améliora l'état du malade, mais d'une manière lente, car ce ne fut que dans le mois de février suivant qu'il put quitter le lit et faire quelques pas dans sa chambre, à l'aide de plusieurs personnes qui le soutenaient.

La lésion de la motilité était donc un peu diminuée dans les extrémités inférieures; il en était de même dans les supérieures : seulement là, à la paralysie avait succédé un mouvement désordonné des muscles qui se traduisait par un tremblement continuel.

Au mois de mars suivant, le malade put marcher avec

deux béquilles ; les muscles extenseurs de quelques doigts des pieds et des mains avaient repris leurs fonctions, tandis qu'aucune amélioration ne s'était opérée dans les autres.

Jusqu'au mois d'avril tous ces symptômes s'amendèrent encore, puis l'état du malade étant resté stationnaire, M. le docteur Hardy lui conseilla les boues de Saint-Amand, qu'il alla prendre le 29 juillet 1857.

A son entrée dans l'établissement, M. Brunet ne marchait qu'à l'aide de deux cannes, et sa marche avait quelque chose de particulier que nous n'avions pas encore observé dans ces sortes d'affections : il élevait le pied beaucoup au-dessus du sol, le portait ensuite en avant, en lui faisant faire un demi-cercle, comme le fait un cheval vigoureux allant au pas ; sa marche, mal assurée, l'était surtout au déclin du jour ; la station debout était difficile et ne pouvait être que de très-courte durée.

Le malade éprouvait toujours à la partie postérieure du cou la gêne dont nous avons parlé plus haut.

Les deux gros orteils, trois doigts de la main gauche et deux de la droite, étaient restés fléchis, sans qu'ils pussent être redressés par les efforts de la volonté ; les mains et les avant-bras tremblotaient constamment, aussi M. Brunet ne pouvait-il écrire. L'estomac était dans un très-bon état, et rien d'anormal ne se faisait remarquer du côté de la poitrine et du cerveau.

Dans ce cas encore, l'amélioration ne se fit pas longtemps attendre. Après une douzaine de jours de traitement, le malade put marcher avec une seule canne et faire un kilomètre à pied sans être trop fatigué. Sa marche était devenue régulière, il ne soulevait plus le pied du sol comme nous l'avons dit plus haut ; les douleurs des jambes étaient considérablement diminuées, de même que le tremblement des extrémités supérieures : il pouvait écrire.

M. Brunet quitta l'établissement le 31 août. Sa marche était alors régulière, quoiqu'un peu roide ; il pouvait marcher sans canne, sans aucun soutien, sur un terrain uni.

Dans ce cas, la lésion de la moelle épinière existait dans la portion cervicale, ce que démontre la paralysie des extrémités thoraciques, et cependant aucun désordre fonctionnel ne s'est fait remarquer dans les muscles inspirateurs, tandis que ceux de la locomotion étaient également paralysés. Ce fait, qu'on ne peut guère anatomiquement expliquer, n'est pas rare ; nous allons le retrouver dans l'observation qui suit.

Myélite de la région cervicale ; gène dans les muscles de la partie postérieure du cou ; fourmillement, contractures douloureuses dans les doigts des deux mains ; lésion de la motilité dans les extrémités inférieures ; douleurs et diminution de la sensibilité dans ces parties. Urines rendues avec effort : marche roide, gênée, en fauchant. *Traitem.* : Aucuns moyens actifs pendant deux ans ; puis purgatifs drastiques et vésicatoires, ventouses, moxas sur le trajet du rachis ; amélioration prononcée, 30 jours de traitement aux thermes de Saint-Amand : guérison.

Démotha, âgé de 50 ans, préposé de douanes, d'une excellente constitution, se portait parfaitement depuis longtemps lorsque, dans le mois de février de 1834, il commença à ressentir de la gêne, avec douleur, dans les muscles postérieurs du cou ; presqu'en même temps il éprouva des fourmillements dans les doigts des deux mains, puis des contractures douloureuses dans ces parties ; tandis que les extrémités inférieures s'affaiblissaient, que la sensibilité de la peau y diminuait, et qu'elles devenaient le siége de douleurs passagères, mais assez aiguës. Il fut traité pendant longtemps pour un rhumatisme déterminé par un service de nuit qui l'exposait à toutes les intempéries de l'atmosphère ; un grand nombre de petits moyens furent mis en usage sans le moindre succès, car la maladie ne cessa de s'accroître, quoiqu'avec lenteur, pendant plus de deux années consécutives.

Le 30 mars 1857, Démotha entra à l'hôpital militaire de Valenciennes, où un traitement plus rationnel fut de suite employé par le docteur Varlet. Les purgatifs drastiques, puis les ventouses, les vésicatoires, les moxas formèrent la base d'une médication qui dura quatre mois, après lesquels il survint une amélioration très-prononcée dans la plupart des symptômes; toutefois ce n'était qu'une amélioration, ce qui le décida à aller aux thermes de Saint-Amand, d'après le conseil que lui en avait donné le médecin que nous venons de nommer.

Le malade arriva à cet établissement le 5 août présentant les symptômes suivants : gêne très-marquée dans les muscles de la partie postérieure du cou ; contractions douloureuses dans les doigts, mais moins fortes cependant qu'elles ne l'avaient été ; mêmes phénoniènes morbides dans les extrémités inférieures; marche roide, gênée, en fauchant; sensation de froid aux cuisses, aux jambes, mais surtout aux pieds; bon état des organes digestifs.

Après un mois de traitement par les bains de boue, les douches et l'eau sulfureuse en boisson, Démotha quitte l'établissement, en état de reprendre son service [1].

On ne peut douter un seul instant que tous les malades, sujets des observations que nous venons de rapporter, n'aient été affectés de la moelle épinière, car chez tous s'est fait observer le groupe de symptômes les plus caractéristiques des lésions de ce centre nerveux; mais chez tous la lésion de la moelle épinière était-elle de nature inflammatoire? Nous le pensons, en considérant la chronicité de la maladie et la non-intermittence des symptômes, qui éloignent toute idée que ces affections aient pu dépendre d'une congestion sanguine ou d'une irritation *sine materiâ*, comme l'admettent beaucoup de médecins anglais dans ces cas. La compression de la moelle épinière par des exostoses du corps des vertèbres, des produits anormaux développés dans le canal rachidien ou dans la moelle même, tels que des tubercules, détermine bien des désordres fonctionnels analo-

[1] Au moment où nous écrivons ces lignes, le 10 septembre, il reste encore trois personnes atteintes d'affection de la moelle épinière aux thermes de Saint-Amand; deux y ont été envoyées par les Drs Vigla et Selle, de Paris, et la troisième par le Dr Josse d'Amiens. Deux sont en voie de guérison ou du moins de grande amélioration; la troisième, d'une constitution détériorée, par suite du mauvais état des organes digestifs, n'a rien, je crois, à espérer des effets du traitement.

gues à ceux de la myélite chronique; mais toutes ces maladies sont presque toujours mortelles. Ces mêmes réflexions s'appliquent à l'endurcissement et au ramollissement blanc, non inflammatoire, de la moelle, car aucun fait n'a constaté que son tissu pût rentrer dans ce cas dans l'état normal. Les paralysies que ces lésions déterminent, de même que celles qui sont dues au ramollissement du cerveau, ne se guérissent pas; or, comme nous l'avons vu, toutes celles des malades sujets de nos observations se sont plus ou moins dissipées.

Nous ne chercherons pas, en terminant, à nous rendre compte du mode d'action des boues de Saint-Amand dans ces maladies. L'effet qu'on observe le plus généralement de cet agent thérapeutique est la résolution, souvent très-prompte, des engorgements des tissus blancs; aussi produit-il d'excellents résultats dans les affections des articulations avec infiltration des parties molles qui les entourent. Il dissipe également l'hypertrophie des extrémités articulaires qui constitue le rhumatisme noueux; mais cette propriété ne peut guère expliquer celle qu'on lui trouve dans les maladies de la moelle épinière[1].

[1] Un kilogramme de boue de l'établissement thermal de Saint-Armand renferme 14 grammes de fer, 2 de soufre et 68 de matières végéto-animales. Le gaz hydrosulfurique s'échappe avec abondance de ce composé, et les eaux qui s'en écoulent, de même que celles des fontaines, laissent déposer sur leur passage, sous forme de filaments blancs, une matière glaireuse à laquelle M. Longchamps a donné le nom de *barégine*.

Paris. — Imprimé chez Bonaventure et Ducessois, 55, quai des Augustins.

www.ingramcontent.com/pod-product-compliance
Ingram Content Group UK Ltd.
Pitfield, Milton Keynes, MK11 3LW, UK
UKHW032038260826
14628UKWH00007B/3029

9 782019 655815